PARALLÈLE DE L'HOMŒOPATHIE ET DE L'ALLOPATHIE.

PARALLÈLE

DE

L'HOMŒOPATHIE

ET DE

L'ALLOPATHIE.

OUVRAGE

ADRESSÉ

A LA CHAMBRE DES DÉPUTÉS

PAR LE Dr WIÉSECKÉ.

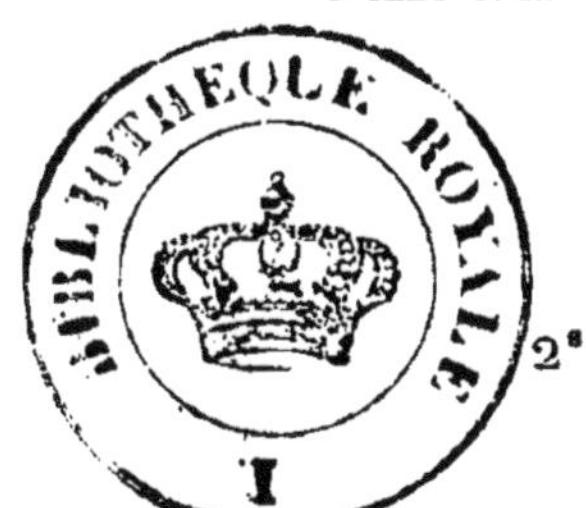

La vérité vous sauvera.
JÉSUS-CHRIST.

2e ÉDITION.

PARIS,
CHEZ GUSTAVE REMMELMANN,
LIBRAIRIE FRANÇAISE, ALLEMANDE ET ANGLAISE,
16, rue Vivienne.
1839

TABLE DES MATIÈRES.

	Pages.
Observations préliminaires. . . .	1
Exposition médicale.	14
Question de législation médicale. .	79

PARALLÈLE
DE
L'HOMŒOPATHIE
ET DE
L'ALLOPATHIE.

OUVRAGE ADRESSÉ A LA CHAMBRE DES DÉPUTÉS.

OBSERVATIONS PRÉLIMINAIRES.

Messieurs,

Tant que l'exercice de l'homœopathie est resté libre, nous ne nous sommes pas effrayés des obstacles de tout genre qu'elle a eus à surmonter; car la vérité triomphe toujours sûrement, lorsqu'on ne l'empêche pas de se manifester. Que peuvent, en effet, contre les succès incontestables de notre doctrine toutes les attaques de nos adversaires? que peuvent leurs déclamations en présence de faits avérés, de guérisons nombreuses, jusque là jugées impossibles et opérées par des moyens aussi faciles que prompts? Le public d'ailleurs ne doit-il pas se défier du jugement et des assertions d'hommes intéressés à nous combattre, qui sont par état et par profession nos ennemis déclarés, qui sont invinciblement liés pour ainsi dire dans la conviction qu'ils émettent contre notre doctrine, qui même ne peuvent avoir une conviction raisonnée, parce que généralement ils n'ont ni le temps ni le goût de se livrer aux études sérieuses et approfondies qui seraient nécessaires pour y arriver? Qui ne voit, du reste, combien il est difficile à un médecin, lors même qu'il est convaincu, d'adopter une doctrine nouvelle? Car il lui faut pour cela renoncer à ses anciens travaux, souffler sur une réputation quelquefois laborieusement acquise, devenir élève après avoir été maître, s'exposer au blâme, au reproche de versatilité, à la perte de sa clientelle même, et aux douces habitudes d'un nom qui n'avait plus besoin de lustre. Il est clair que de pareils sacrifices sont rudes, qu'ils demandent du courage et du désintéressement, et l'on ne peut donc guère s'étonner en voyant nos adversaires s'efforcer de nous combattre par toute espèce d'armes, de moyens bons ou mauvais, afin de rester debout et de conserver tous les avantages de leur position. Arrêtons-nous cependant ici un instant, et regardons quelle a été à notre égard la conduite des ennemis de l'homœopathie. Au lieu de nous attaquer franchement par des écrits mûrement et consciencieusement pensés, ils ont exploité contre nous l'ironie, la satire, les railleries, l'outrage même et le dédain; enfin, ils se sont défendus comme des hommes faibles qui sentent toute leur impuissance et qui n'ont aucunes bonnes raisons à opposer; ils se sont emparés de quelques parties de l'homœopathie qu'ils croyaient présenter une apparence de ridicule aux esprits irréfléchis, et ils s'en sont constamment servis pour discréditer une doctrine qu'ils voudraient anéantir. Les petites doses homœopathiques ont été surtout leur grand champ de bataille. Tantôt elles sont tout-à-fait innocentes, sans aucune vertu, et tantôt elles sont un poison qui porte des ravages dans l'organisme; ils changent de version, suivant le besoin, en consultant tour à tour la peur ou la crédulité de leurs clients. Leur cite-t-on des cures qu'ils ne sauraient nier, ils les attribuent au hasard, ou bien à l'imagination des malades, ou bien encore à la diète homœopathique; et lorsqu'un malade succombe, ils ne rejettent pas cet issue fatale sur la gravité du mal ou sur l'inhabileté du médecin, mais sur l'homœopathie; tandis qu'ils se gardent bien d'accuser l'allopathie des fautes grossières que commettent ses adeptes.

Cependant ils ne bornent pas là leurs attaques peu franches et astucieuses; craignant de se présenter eux-mêmes au combat, ils mettent en avant des jeunes gens à peine sortis de l'école, qui, ne connaissant rien par eux-mêmes de notre doctrine, s'en rapportent aveuglément à l'opinion de leurs maîtres, et ne songent pas qu'en discréditant l'homœopathie par des pamphlets calomnieux, ils ne sont que les instruments d'hommes plus habiles qui exploitent leur ignorance, et usent de leur nom et de leur autorité pour leur faire croire sur le compte de l'homœopathie tout ce qui convient à leurs passions ou à leur intérêt, en citant à leur gré des exemples de prétendus traitements homœopathiques essayés dans les hôpitaux et toujours restés sans succès. Toutefois que prouveraient de pareilles assertions si elles étaient vraies ? absolument rien ; parce que les médecins allopathes, n'ayant ni la connaissance approfondie ni l'expérience nécessaire de notre doctrine, sont tout aussi inhabiles à faire suivre aux malades un traitement homœopathique, que l'est un tailleur à faire une chaussure, ou un cordonnier à faire un vêtement.

L'homœopathie a encore une autre sorte d'ennemis plus dangereux que ceux dont nous venons de parler, parce qu'on ne s'en défie pas, et qu'ils se disent les amis, les zélés défenseurs de notre doctrine; néanmoins c'est un obstacle dont nous n'avons pas été jusqu'ici alarmés, car l'avenir appartient toujours à tout système vrai; et nous n'avons pas cru non plus devoir élever la voix à cet égard. Ces nouveaux ennemis de l'homœopathie, ceux qui nuisent le plus à ses progrès, ce sont ces médecins transfuges, qui viennent dans notre camp pour y faire fortune plutôt que par conviction; qui, ignorant absolument notre science, entreprennent néanmoins avec une coupable audace de l'appliquer au traitement des maladies; qui, étant encore la veille allopathes, font emplette d'une pharmacie portative, et se proclament hautement le lendemain médecins homœopathes; qui, après avoir acheté un traité complet de notre doctrine, en avoir lu quelques préceptes et quelques aphorismes, s'imaginent en posséder entièrement la connaissance; semblables à un homme qui, voulant peindre, lirait un ouvrage sur les principes et les règles de la peinture, et croirait après cela pouvoir saisir la ressemblance des objets. Si ces médecins ne réussissent pas ou commettent des bévues, ils ont garde, vous le pensez bien, de s'en prendre à leur ignorance et à leur inexpérience; c'est encore à notre doctrine qu'en est la faute tout entière; elle leur paraît dès lors défectueuse, et pour remédier à ses défauts, ils font un amalgame incohérent et sans nom des principes des deux écoles, prescrivant selon leur fantaisie et leur caprice des remèdes tantôt homœopathiques et tantôt allopathiques, ce qui met souvent des armes contre nous dans les mains de nos adversaires ; d'autant plus que ces médecins caméléons réussissent souvent à se faire passer pour des homœopathes très ardents, en répétant textuellement à chaque occasion ce qu'ils ont lu dans les ouvrages de notre doctrine, et en s'attaquant aux médecins intelligents qui, se servant des progrès déjà faits par la science, et voulant la faire progresser eux-mêmes, leur semblent s'écarter des principes établis.

Cependant, messieurs, je le répète, toutes ces entraves, toutes ces difficultés ne pourraient retarder la marche ni empêcher le triomphe de l'homœopathie, si on ne nous ravissait la liberté dont nous avons joui jusqu'à ce jour de l'exercer dans les conditions nécessaires à son succès. Mais, jaloux de l'avenir glorieux qui a déjà commencé pour notre doctrine et pressentant leur chute prochaine, ses ennemis n'ont dédaigné aucuns moyens d'amener sa ruine et de l'étouffer jusque dans son présent ; c'est ce qui nous force d'élever la voix pour la défendre. Parmi nos adversaires les plus acharnés se trouvent les pharmaciens, qui, plus que les autres, sont menacés dans leurs intérêts ; car le triomphe de la nouvelle doctrine entraînera nécessairement la mort de cette branche d'industrie. Aussi se cramponnent-ils pour ainsi dire, comme à leur dernière planche de salut, à tout ce qu'il y a dans le Code de dispositions législatives qui les protège. Par leurs plaintes et leurs dénonciations réitérées, ils ont obtenu contre nous l'application de la loi de germinal an XI, qui, suivant l'interprétation qu'on en fait, leur accorde la faculté exclusive de préparer et débiter les médicaments ; ils pensent avec raison que le moyen d'attaque le plus sûr contre l'homœopathie, c'est d'empêcher ses partisans de faire eux-mêmes la préparation de leurs remèdes, de les forcer au contraire de recourir à la coopération des pharmaciens, puisque, par là, la chute ou le triomphe de notre doctrine se trouve pour ainsi dire en leur pouvoir, attendu qu'il est impossible au médecin homœopathe, comme nous le prouverons dans la question légale, d'exercer son art avec sûreté et avantage, s'il ne fait et distribue lui-même ses préparations. C'est moi le premier qui ai eu l'honneur des attaques de nos adversaires et des poursuites du ministère public ; et j'ai regret de dire que, malgré tous mes efforts pour conserver à l'homœopathie le droit qu'elle réclame comme condition absolue de son existence, je me suis vu condamné dans toutes les instances. Un arrêt a été rendu, par lequel les médecins homœopathes se trouvent privés de la faculté de préparer eux-mêmes et de distribuer, même gratuitement, comme je l'ai fait, les médicaments homœopathiques; mais cet arrêt, messieurs, nous ne saurions nous y résigner; car il ne s'agit pas seulement ici de notre avenir et de celui de l'homœopathie; ce n'est plus l'intérêt de quelques individus, mais celui de l'humanité entière, qui se trouve mis en cause; c'est un devoir pour nous d'user de tous nos moyens, de toutes nos ressources pour le faire triompher ; et il nous en reste une puissante, messieurs, c'est de nous adresser à vous, qui êtes les représentants aussi fidèles qu'éclairés du pays, qui êtes les interprètes de ses besoins, et qui avez le pouvoir de leur donner la plus large satisfaction. Pressés par un sentiment de justice et de nécessité, et par la conviction profonde d'être entendus, nous vous demandons donc la réforme de la loi qu'on nous oppose comme une barrière infranchissable, et qui se trouve en désaccord avec les progrès qu'a faits la science médicale. Il est évident, messieurs, qu'on ne peut, sans commettre une injustice flagrante, enlever aux malades le droit de se faire traiter suivant le système médical qui leur convient, puisque la confiance même du malade est une des conditions essentielles de sa guérison. Dès lors, il est donc aussi nécessaire d'accorder à tout système de médecine plus ou moins accrédité, les moyens sans lesquels il ne pourrait être appliqué dans la pratique; et puisque l'homœopathie entraîne pour le médecin l'obligation rigoureuse de préparer et distribuer lui-même les médicaments, on ne saurait lui refuser rationnellement ce droit que pourtant on lui conteste au nom de la loi, et que nous venons vous prier, messieurs, vous qui êtes un pouvoir plus haut, de nous garantir par un nouveau décret. Enlever à l'homœopathie la faculté de faire ses préparations médicamenteuses, c'est lui défendre littéralement tout exercice, c'est lui interdire d'exister. Vous ne voudrez pas, messieurs, en maintenant les dispositions de la loi du

21 germinal an XI, confimer l'arrêt de mort que la Cour royale a rendu contre la doctrine homœopathique dans ma personne; vous ne voudrez pas entraver le progrès de la science, surtout quand vous risquez d'enlever aux malades, aux infirmes, un secours aussi facile que précieux; car, messieurs, vous savez que l'homœopathie est une doctrine nouvelle qui a pour but d'enseigner la véritable loi suivant laquelle se guérissent les maladies qui jusqu'à présent ont décimé la race humaine, et de substituer enfin la vérité claire et simple aux erreurs funestes consacrées depuis vingt siècles par les diverses écoles médicales. Cette loi ne fût-elle même qu'une illusion, vous reconnaîtrez néanmoins que la doctrine homœopathique aurait droit à votre protection, car il lui resterait encore le mérite d'avoir avancé le triomphe de la vérité en dévoilant tout ce que les procédés de l'ancienne médecine ont d'erroné et de fâcheux pour les malades. Mais, loin d'être illusoire, la loi de l'homœopathie, comme je me propose de le prouver par cet écrit, est une loi réelle de la nature, découverte par un de ces génies qui n'ont jamais manqué

à l'humanité quand elle a eu besoin de leurs bienfaits. Car, messieurs, dans un monde où chaque créature, si chétive qu'elle soit, ou chaque brin d'herbe a ses conditions d'existence bien déterminées, où l'atome imperceptible suit sa loi, comme le globe auquel il est enchaîné suit la sienne, gardons-nous de croire au chaos, sous quelque forme qu'il se déguise, et avouons plutôt que l'ordre qui est partout dans l'univers se retrouve même dans les maux qui nous affligent. L'homœopathie, je le puis dire hardiment, est aux doctrines médicales produites jusqu'ici, ce que le vrai système du monde, découvert par Copernic, et la loi de la gravitation démontrée par l'immortel Newton, sont aux rêves extravagants des astronomes et physiciens qui les ont précédés ; de même que les découvertes faites par ces grands hommes, elle apporte l'ordre et la lumière là où, jusqu'à présent, il n'y a eu que confusion et ténèbres. Voilà comment s'annonce l'homœopathie; et pour tenir sa promesse, que demande-t-elle? rien que la liberté d'être exercée par ceux qui la professent.

En promulguant une loi qui lui accorde

cette liberté précieuse, vous rendrez à la vérité et au pays le service qu'ils attendent de votre haute impartialité; service dont la postérité la plus reculée vous tiendra compte, parce qu'il laissera à la discussion scientifique, à l'expérience et au temps seul le soin de réfuter ou de faire triompher la doctrine au nom de laquelle je m'adresse à vous.

Pour vous faire sentir, messieurs, toute l'importance qui s'attache à cette question, je vais vous présenter un tableau abrégé de ce qui distingue les deux écoles médicales; ce sera une ébauche rapide à la vérité, mais qui réclame toute votre attention à cause de la gravité du sujet.

EXPOSITION MÉDICALE.

Les médecins appartenant à l'école ancienne nommée allopathique ont de tout temps été d'accord sur ce point, que pour pouvoir guérir une maladie avec connaissance de cause, il fallait connaître ce que dans chaque cas il y avait d'anormal, c'est-à-dire d'irrégulier, qui devait être éloigné pour amener la guérison.

Ayant appris par l'anatomie comment se trouvaient les organes du corps humain dans l'état normal, et remarqué différentes altérations de ces organes chez les hommes morts de maladie, ils crurent devoir supposer le même état anormal dans les organes des hommes vivants, et le regarder comme la cause des affections auxquelles les personnes dont ils avaient examiné les corps avaient succombé.

Afin de pouvoir ramener chaque maladie particulière à l'une de ces prétendues causes morbifiques découvertes de la manière que nous venons d'indiquer, ils cherchèrent à donner un nom spécial à chaque affection, en prétendant la reconnaître à certains symptômes qu'ils avaient déterminés.

A cet effet, ils s'efforcèrent d'apporter une sorte d'unité et d'ordre dans l'immensité des maladies qui affligent l'espèce humaine en les distribuant en différentes classes principales, et en imaginant dans chacune de ces classes des subdivisions subdivisées à leur tour; de sorte que chaque section reçut ses maladies particulières, et chaque maladie son nom à part.

Bien que les maladies de l'homme, par suite des modifications que leur fait subir la diversité des organismes, se ressemblent si peu, qu'à peu d'exceptions près chaque affection individuelle doit être regardée comme un cas nouveau n'ayant point encore eu lieu, chaque espèce de maladie cependant dut se conformer à l'exigence de ce système hardi, c'est-à-dire rentrer forcément dans une des classes qu'on avait imaginées, et se laisser baptiser d'un des noms inventés.

Etant ainsi parvenus à trouver un nom à chaque maladie, et ayant découvert par l'anatomie les abnormités ou altérations qu'ils croyaient être les véritables causes morbifiques et devoir se rapporter nécessairement à une de ces maladies dont ils avaient défini plus ou moins arbitrairement le caractère, ils prétendirent faire connaître toutes les causes d'une maladie donnée.

Ils avancèrent, par exemple, que la cause et l'essence de l'épilepsie consistaient ou dans la grosseur démesurée du crâne, ou dans les exostoses intérieures, ou dans l'ossification des méninges, ou dans une mollesse ou compacité excessive du cerveau, ou dans l'hydropisie de ses ventricules, etc., et ils tâchèrent de se décider pour une ou plusieurs de ces prétendues causes, et de les éloigner par l'emploi de remèdes, afin de rétablir l'état normal.

Dans les maladies où la dissection avait fait découvrir une quantité si prodigieuse d'abnormités diverses ou de prétendues causes morbifiques, que le choix devenait impossible, et que l'on se perdait dans un labyrinthe inextricable, en voulant démêler ces complications sans fin d'une foule d'anomalies, on se contenta d'inventer une hypothèse tant soit peu vraisemblable et de suppléer à la réalité en créant quelque chimère gratuite, qu'on pouvait, en la rendant plausible, faire passer pour la cause ou l'essence propre de la maladie, et à laquelle on donnait le nom superbe de *prima causa morbi.*

On enseigna, de plus, relativement à ces causes morbifiques, et l'on enseigne encore l'absurdité presque incroyable que ces causes sont en même temps l'essence de la maladie, c'est-à-dire la maladie elle-même, bien que le plus simple bon sens doive apprendre à chacun que la cause d'une chose quelconque ne saurait jamais être la chose elle-même.

Voilà la manière de procéder de l'ancienne école; voici la critique qu'en fait l'homœopathie.

Elle prétend :

Que les abnormités ou altérations des organes, qu'on découvre dans les corps morts, ne peuvent être que des produits des maladies, et qu'étant des produits, elles ne sauraient être en même temps des causes, comme l'ancienne école l'a supposé à tort.

Que l'existence, dans l'organisme vivant, des abnormités trouvées dans des cadavres ne peut être, je ne dirai pas rigoureusement prouvée, mais pas même supposée avec une apparence de raison, parce que le cadavre est un corps tout-à-fait différent de l'organisme vivant, vu que la vie, qui est le principe conservateur, s'étant échappée, des altérations doivent survenir qui ne sauraient avoir lieu pendant la vie ; parce que ces altérations ou abnormités suffisent pour éteindre la vie, d'où il suit qu'elles ne peuvent subsister en même temps que la vie; car ce serait une contradiction manifeste avec la règle qui veut que les mêmes causes produisent les mêmes effets.

Si, comme nous venons de le prouver, il est impossible d'admettre dans les maladies des abnormités pareilles à celles que la dissection nous découvre dans des cadavres, et que néanmoins on traite les maladies comme si ces abnormités subsistaient, il s'ensuit nécessairement que les remèdes qu'on administre, et dont l'effet sur l'organisme de l'homme est invariable, doivent être nuisibles, puisqu'ils agissent sur un état tout-à-fait différent de celui qu'on avait supposé.

Mais il y a plus ; on peut soutenir que, y eût-il même moyen de constater à l'égard du corps vivant les altérations organiques qu'on découvre dans les cadavres, il serait néanmoins impossible de classer les maladies d'après le système des allopathes, par la simple raison qu'il ne peut y avoir aucun cas de maladie parfaitement égal à un autre; car toute maladie n'étant qu'un effet, il faudrait, pour qu'il y eût deux cas absolument égaux, que les mêmes causes eussent agi sur deux organisations absolument égales, réunissant les mêmes conditions d'âge, de sexe, de tempérament, de caractère, de genre de vie, et placées dans les mêmes circonstances sous le rapport des lieux, du temps, enfin de tout ce qui tend à modifier plus ou moins l'action d'une cause donnée sur l'organisation humaine; en un mot, il faudrait que cette rencontre fortuite d'une foule de circonstances particulières, dont le concours est nécessaire à la production de chaque cas de maladie en général, et de tous les symptômes qui l'accompagnent en particulier, se répétât deux fois, ce qui ne saurait être admis sans témérité, vu que les choses dans ce monde sont si variées qu'il est même impossible de trouver deux feuilles d'arbre absolument égales l'une à l'autre. Et en effet, il n'y a jamais eu et il n'y aura jamais de médecin tant soit peu observateur qui, sur deux individus affectés, au dire de l'École, de la même maladie, ne puisse découvrir des symptômes différents, qui, comme signes d'effets non identiques, obligent à supposer aussi des causes non identiques; même le petit nombre de maladies semblables que l'on connaît, comme la syphilis, le psora, ont des symptômes différents, suivant les diverses causes qui les produisent et la modification que la diversité infinie des organisations leur fait subir. Cela explique pourquoi elles ne se guérissent pas par le même remède toutes les fois qu'elles se présentent, bien que l'empirisme ait trouvé des spécifiques qui opèrent la guérison dans certains cas, guérison qui, toutefois, comme nous le verrons par la suite, ne peut avoir lieu qu'autant que ces remèdes agissent homœopathiquement.

Mais quand même on voudrait admettre l'impossible, savoir, que la classification et la dénomination des maladies inventées par l'ancienne École fussent justes, et que les abnormités qu'on trouve après la mort existassent effectivement chez les individus en vie, le nombre des causes probables dans chaque cas spécial serait toutefois si grand, qu'il serait encore absolument impossible de se décider avec sûreté plutôt pour l'une que pour l'autre de ces causes diverses, et d'y baser un traitement efficace; et si l'on voulait passer encore sur cette difficulté, de quelle manière voudrait-on faire disparaître les abnormités qu'on suppose dans l'individu vivant, puisque pour cela il faudrait détruire encore les véritables causes de ces causes supposées; car n'est-il pas clair que sans cela ces dernières se reproduiraient toujours?

On voit qu'un homme de bon sens n'a pas besoin d'être médecin pour comprendre sur quelles suppositions gratuites repose le système de l'allopathie; système d'autant plus funeste qu'il égare ses partisans au point que souvent, dans leurs consultations, ils donnent chacun un nom différent au même cas de maladie, le jugent de la manière la plus contradictoire, et suivent des méthodes tout-à-fait opposées, bien qu'il ne puisse y en avoir dans chaque cas qu'une seule de vraiment salutaire.

Ce qui précède suffit pour convaincre le

lecteur que l'espèce humaine doit se féliciter de ce qu'une nouvelle doctrine entreprend de renverser cet amas prodigieux d'erreurs et de propositions hypothétiques, connu sous le nom d'*allopathie*. L'exposition suivante fera voir qu'à la place de ce système incertain et confus, l'homœopathie en met un autre plus certain et surtout beaucoup plus rationnel.

Ce système exige d'un médecin :

1° Qu'il comprenne ce qu'il faut guérir dans chaque cas spécial ;

2° Qu'il connaisse les effets que produit sur l'organisation humaine chaque médicament ;

3° Qu'il sache choisir les remèdes convenables à chaque cas spécial, les administrer dans les doses nécessaires, et fixer les heures d'intervalle auxquelles on doit les réitérer, le tout d'après des principes clairs et bien établis, de manière que la guérison s'ensuive nécessairement ;

4° Qu'il sache reconnaître et écarter les obstacles qui peuvent s'opposer à la guérison.

Ce qui constitue la maladie, d'après la doctrine homœopathique, c'est l'altération intérieure de l'organisme et l'ensemble des symptômes; mais cette doctrine ne tient compte que de ces derniers, vu que les changements intérieurs de l'organisme échappent au regard le plus pénétrant.

Ce n'est pas que les homœopathes nient que, dans les maladies, les organes intérieurs doivent s'altérer plus ou moins, mais ils savent qu'avec toute notre pénétration et tout notre savoir, nous ne pouvons former là-dessus que de vagues conjectures, et c'est pourquoi les homœopathes croiraient manquer à leur devoir s'ils soumettaient leurs malades à un traitement qui n'est appuyé que sur des suppositions incertaines et trompeuses, et qui, comme telles, peuvent compromettre la vie. Rejetant ainsi la recherche des causes fictives (l'altération des organes intérieurs), l'homœopathie veut que le médecin porte toute son attention sur l'ensemble des symptômes qui s'aperçoivent à l'aide des sens au corps et à l'âme, c'est-à-dire sur tout ce qui distingue d'une manière sensible le malade de l'homme sain, et qui est ou ressenti par le malade lui-même, ou observé par ceux qui l'entourent, ou seulement aperçu par le regard scrutateur du médecin. Il est bien entendu qu'avec cela le médecin ne doit pas non plus négliger les causes occasionnelles et prédisposantes, telles que les influences des miasmes et des différents virus, la variation du temps, l'origine, l'âge, le sexe, le tempérament, la constitution, les habitudes de l'individu.... Mais outre ces causes secondaires, l'ensemble des symptômes est la seule chose qui puisse déterminer le médecin homœopathe dans le choix de ses remèdes.

Faire disparaître les symptômes, voilà le seul but que se propose l'homœopathe, et dès que ce but est atteint, il faut que la santé se trouve rétablie, vu que les symptômes sont les seuls signes par lesquels se distingue la maladie de la santé, et que ces signes se liant d'une manière intime à l'altération cachée de l'organisme intérieur, cette altération doit disparaître avec eux, bien qu'il soit impossible de préciser en quoi elle consiste.

Après avoir considéré les deux doctrines sous le point de vue de leurs procédés, allons au fond de la question, et mettons en présence l'un de l'autre les deux principes opposés qui leur servent de point de départ. Ils sont d'une importance d'autant plus grande que tous les préceptes ultérieurs en découlent comme de leur source naturelle, et doivent devenir bienfaisants ou funestes suivant que le principe générateur renferme une vérité ou une erreur.

L'école allopathique enseigne et suit le principe *contraria contrariis curantur*, c'est-à-dire guérit par les contraires; l'école homœopathique suit le principe *similia similibus curantur*, c'est-à-dire guérit par les semblables. Voyons maintenant lequel des deux principes mérite la préférence.

La manière la plus ancienne de traiter les maladies n'étant qu'un grossier empirisme, les hommes des temps barbares ne connurent d'autres remèdes que ceux dont l'efficacité leur avait été révélée par le hasard, et qu'ensuite ils employèrent, sur la foi de leur première expérience, toutes les fois qu'il se présentait des cas semblables. Cela continua jusqu'à ce que l'on reconnut que, pour mettre une espèce d'ordre dans ces expériences incohérentes et grossières, il fallait les rattacher à un principe. Dès qu'on sentit cette nécessité, on prit celui qui se présenta le premier et comme de lui-même à l'esprit parce qu'il paraissait être le plus simple.

De cette manière s'établit l'axiome *contraria contrariis curantur*, axiome accrédité surtout par Galien, et enseigné, maintenu et suivi encore aujourd'hui par l'école dominante. Depuis les temps de Galien jusqu'à nos jours, tous les faiseurs et amplificateurs de systèmes ont bâti et rebâti sur cette base, et c'est à elle que, malgré la diversité de leurs matériaux, tous, sans exception, ont rattaché les fils, tantôt plus, tantôt moins grossiers de leurs tissus systématiques pour les étaler devant la foule ébahie. Certes nous n'avons pas besoin de combattre un à un tous les systèmes ainsi échafaudés; attaquons le principe *contraria contrariis curantur*, qui résume tous les mystères et toute la sagesse de l'allopathie, et une fois ce faux axiome renversé, le reste ne tardera pas à s'écrouler.

Contrarium, en langage allopathique, veut dire médicament qui produit des symptômes diamétralement opposés à ceux de la maladie; par exemple, quand on a le dévoiement, le contrarium est ce qui produit une constipation; *et vice versâ*,

n cas de constipation, le contrarium est ce
ui provoque un dévoiement. De là, il faut
écessairement conclure que, pour se confor-
ier aux principes de l'école dominante, il
audrait, avant d'entreprendre de traiter une
aladie, se faire une notion bien nette et
ien précise du contraire de cette maladie;
r, si nous exceptons la *métrorrhagie* et l'*a-*
nénorrhée, le dévoiement et la constipation,
'incontinence et la rétention d'urine, la lé-
hargie et l'insomnie, la brûlure et la congéla-
ion d'un membre, nous défions l'allopathe
oué de l'imagination la plus féconde et la
lus hardie, de nous dire les contraires de
outes les autres maladies. Quelles seront,
ar exemple, ses idées sur le contraire de la
ièvre en général, et spécialement des fièvres
ntermittentes, nerveuses, ou inflamma-
oires ? Quelle image peut-il se faire des
ontraires des angines et des congestions
i prodigieusement variées ? Quels sont
es contraires des diverses apoplexies, des
hthisies, des asthmes, des glaires, des
atarrhes, des blennorrhées, des gastrites, des
rampes, des coliques, des dysenteries, des
xanthèmes, de la goutte, des rhumatismes,

des névralgies, de la pierre, des scrofules, de l'hydropisie, de la paralysie, des maladies mentales?

On se demandera peut-être comment un principe semblable a pu être érigé en axiome et suivi comme règle infaillible pendant vingt siècles? Voici le mot de ce qui sera une énigme pour tout lecteur non initié aux mystères de la médecine allopathique. Quand on avait de ces maladies à combattre, dont on connaissait les contraires, l'application du principe devenait facile; on combattait les effets sans se soucier beaucoup des causes morbifiques; par exemple, le malade avait-il une constipation, on lui donnait un purgatif; était-il affligé d'une insomnie, on lui administrait un soporifique, etc., etc.; mais un malade souffrait-il d'un de ces maux sans nombre dont il est impossible de trouver les contraires, on laissait de côté les effets, et l'on s'attaquait directement aux causes, en raisonnant à peu près de la manière qui suit : telle maladie disait-on, ne peut évidemment provenir que d une surabondance d'acides ; donc, rien de plus simple que d'employer pour contraire l'alcali; ou bien, nous avons trouvé qu'elle vient d'un défaut d'acides, donc il est naturel de suppléer à ce défaut en administrant des acides. Telle autre maladie consistait, au dire de l'école, dans une tendance prononcée aux spasmes; il fallait donc administrer pour contraires des médicaments réputés antispasmodiques; ou bien on la faisait provenir du défaut de contractilité, et on employait comme contraire un remède auquel on supposait une vertu contractive.

De cette manière, la maladie et l'efficacité des remèdes qu'on prescrivait restaient toujours dans le domaine de l'hypothèse; si parfois dans ce déplorable jeu avec la santé des hommes on parvenait à obtenir une guérison, il faut l'attribuer au hasard, ou bien à un de ces succès rares qu'obtient le simple empirisme. C'est ainsi que, se conduisant d'après ce que leur avait enseigné l'expérience, les médecins ont employé la vaccine comme le contraire de la variole, le quinquina comme le contraire de la fièvre intermittente, le mercure comme le contraire de la syphilis, le soufre comme celui de la gale, quoique ces remèdes soient précisément l'opposé du contraire; c'est-à-dire qu'administrés à un homme sain, ils engendrent un mal tout-à-fait semblable à celui qu'ils ont la propriété de guérir. Il s'ensuit que les résultats favorables obtenus dans quelques circonstances par les médecins de l'ancienne école, l'ont été en dépit de leur principe, preuve incontestable que tout autre principe et tout autre système les auraient servis aussi bien que le leur. Quant au petit nombre de maladies dont on conçoit les contraires, et dans lesquelles il est par conséquent possible de se conformer au principe adopté, des expériences mille fois répétées prouvent que l'emploi des remèdes contraires ne peut tout au plus que pallier le mal, jamais opérer une guérison véritable.

Un homme de génie a prouvé victorieusement la fausseté de ce système, et il en a fondé un autre qui se trouve en harmonie parfaite avec l'expérience et la logique; mais on ne l'écoute pas, et l'on se renferme à son égard dans un silence dédaigneux; et cela n'est point étonnant: car, confesser son ignorance devant le monde, avouer tout haut que tout ce qu'on a donné pour vérité n'était qu'erreur et illusion, ne serait-ce pas perdre d'un seul coup, et son crédit péniblement acquis et tous les avantages qui s'y rattachent?

On a vu par tout ce qui précède à quels efforts pénibles est condamnée cette école égoïste pour faire goûter les erreurs qu'elle veut maintenir, tandis qu'il suffirait d'écouter l'inspiration seule du bon sens pour reconnaître les lois simples et immuables de la nature, dont on ne saurait assez admirer l'harmonie sublime, et pour apprendre non seulement de quelle manière les diverses puissances qu'elle recèle agissent les unes sur les autres, mais encore qu'il suffit à l'homme de l'imiter pour adapter à son but les moyens qu'elle lui offre.

Aussi est-ce la voie seule de l'observation qui a conduit Hahnemann à la découverte de la véritable loi de guérison. Doué d'un jugement droit et d'un esprit exempt de tout préjugé, il reconnut bientôt le néant de toutes les théories de l'ancienne école, théories démenties chaque jour par l'expérience, et qui le remplissaient d'un tel dégoût, que déjà avancé en âge il céda à sa conviction : abandonnant une nombreuse clientelle, il ne s'occupa plus que de la traduction d'anciens livres. Parmi ces ouvrages, il s'en trouvait un contenant une description complète de tous les symptômes qui accompagnent les empoisonnements au moyen du *quinquina.* Il reconnut à sa grande surprise que ces symptômes étaient absolument les mêmes que ceux qu'on observait journellement dans les fièvres intermittentes. Frappé de ce que le quinquina pouvait produire chez les sujets bien portants la même affection qu'elle guérit chez les personnes malades, et se rappelant que plusieurs grands hommes avant lui, tels que Haller par exemple, avaient déjà eu l'idée que des médicaments produisant les mêmes symptômes que certaines maladies pourraient les guérir, il résolut de faire des expériences dans ce sens.

Il commença, en conséquence, par s'administrer à lui-même le quinquina, et à noter toutes les impressions qu'il en éprouva. Il reconnut tout d'abord des phénomènes et des symptômes que personne avant lui n'avait soupçonnés. Il l'administra dès lors à plusieurs autres personnes bien portantes, de sexe, d'âge, de constitution et de caractères différents, chez lesquelles il découvrit beaucoup de symptômes semblables à ceux qu'il avait éprouvés, d'autres qui en approchaient seulement, et d'autres qu'il n'avait pas ressentis du tout, et qu'il ne pouvait attribuer qu'à la différence d'âge, de constitution, etc., bien que ces symptômes ne pussent être que le résultat du même médicament.

Il continua ses expériences, et employa le quinquina dans des maladies dont les symptômes ressemblaient aux effets qu'il avait reconnus au médicament, et il reconnut que la guérison s'opérait d'autant plus rapidement et plus radicalement, que la similitude de l'ensemble des symptômes de la maladie était plus grande avec ceux du remède. Transporté de joie de sa découverte, il résolut de faire de semblables essais avec d'autres remèdes. Il choisit à cet effet le soufre et le mercure, parce qu'on savait par expérience que ces substances étaient des spécifiques puissants contre diverses espèces de gales et de syphilis, et que, s'il réussissait à provoquer ces maladies sur des sujets sains en employant ces agents, il pouvait conclure que le même résultat pouvait s'obtenir avec les remèdes dont la vertu spécifique était moins constatée par l'expérience.

Après avoir essayé ces remèdes sur plusieurs personnes bien portantes, et les avoir administrés à des malades présentant des symptômes semblables aux effets du médicament, et ayant toujours obtenu un plein succès, il fit encore la même expérience avec soixante-un autres médicaments, et le même succès couronna chaque fois ses efforts.

C'est alors seulement qu'il annonça sa découverte au monde, et proclama le principe *similia similibus curantur* comme la loi de la nature, loi sur laquelle il appelait l'examen pratique, sans vouloir s'arrêter à la démonstration théorique.

Depuis, beaucoup de médecins de talent suivirent ses traces, ils firent des expériences sur eux-mêmes et sur d'autres, avec plusieurs centaines de remèdes, et le même résultat confirma toujours, sans aucune exception, la vérité de ce grand principe.

Mais bien que les faits et l'expérience aient parlé assez haut en faveur de la nouvelle doctrine, elle ne trouve point accès chez le grand nombre, parce que, peu content d'une doctrine qui ne s'appuie que sur des faits, on demande une théorie; c'est ce qui m'a décidé à démontrer aussi théoriquement la vérité déjà prouvée d'une manière irrécusable par les enseignements de l'expérience. Toutefois, je crois devoir prévenir le lecteur que les idées que je vais émettre n'appartiennent qu'à moi, et qu'en conséquence je les publie sous ma propre responsabilité.

Si nous nous représentons, soit un effet en général, soit l'effet spécial d'un remède, il faut que nous songions en même temps à une cause, car, sans cause, point d'effet; si nous pensons à une cause qui produit un effet, il faut que nous pensions en même temps à une force active, car, sans elle, comment supposer une cause? En pensant à une force active ou agissante, nous pensons nécessairement aussi à une résistance contre cette force, car, sans résistance, il n'y aurait besoin d'aucune force. Or, la résistance est aussi une force, et une force qui, en résistant, réagit, d'où il suit naturellement qu'une force agissante (l'action) provoque toujours une force réagissante (la réaction). L'action et la réaction étant opposées l'une à l'autre, il est évident qu'elles produisent un effet également opposé et que le résultat de la réaction est toujours contraire à celui de l'action.

Nous croyons avoir suffisamment démontré que l'action doit toujours entraîner une réaction ; en conséquence, l'action exercée par un remède sur l'organisme doit provoquer une réaction de la part de l'organisme. L'action devant déterminer la réaction, il est clair qu'elle doit la précéder, et que la réaction à son tour doit lui survivre plus ou moins long-temps, attendu qu'elle ne peut complétement cesser qu'après que l'action est terminée. Or, puisque la réaction de l'organisme dure plus long-temps que l'action du médicament, et que dans ses effets elle lui est diamétralement opposée, elle doit produire et laisser après elle un résultat tout-à-fait opposé à celui que l'action du remède avait commencé et produit; cela étant, on peut poser en principe : *qu'en dernier résultat l'emploi d'un médicament quelconque laisse toujours dans l'organisme le contraire de son effet immédiat.* Ainsi, lorsque sur un organisme sain on fait usage d'un remède tel que l'opium, par exemple, dont le premier effet est de provoquer une certaine espèce et un certain degré de léthargie, ce remède doit produire en dernier résultat un état qui est en intensité et en espèce tout-à-fait à l'opposé de son effet immédiat, et qui, par conséquent, consistera en un degré analogue d'insomnie. Réciproquement, un remède qui aura pour premier effet de faire naître dans l'organisme sain une certaine espèce, un certain degré d'insomnie comme le café, produira en dernier résultat l'état opposé, c'est-à-dire une somnolence de la même intensité. Si, au contraire, pour un organisme qui se trouve déjà dans un état anormal, par exemple dans un état d'assoupissement, on fait usage d'un médicament dont l'effet immédiat sur un organisme sain serait une insomnie de la même intensité ; ce médicament, administré à une dose proportionnée au degré d'irritabilité du malade, produira en dernier résultat un assoupissement dont l'intensité sera doublée. Mais quand on emploie contre un assoupissement d'un certain degré un remède qui a pour premier effet de produire dans l'organisme sain la même espèce et le même degré d'assoupissement, ce remède doit avoir pour résultat définitif de faire disparaître l'assoupissement sans provoquer l'insomnie.

Mais si l'on emploie contre une maladie d'une certaine espèce, d'une certaine intensité, un remède dont l'effet immédiat n'est pas de produire exactement la même espèce et le même degré de maladie, ce remède, employé seul, ne saurait détruire radicalement l'état maladif; il ne peut que l'adoucir plus ou moins, suivant que dans son effet immédiat il reproduit plus ou moins l'espèce et le degré d'intensité de la maladie, et suivant que la dose à laquelle on l'administre est proportionnée au degré d'irritabilité de l'organisme; de même une certaine espèce, un certain degré de maladie, ne seront pas précisément toujours doublés par l'emploi d'un remède dont l'effet immédiat n'est pas diamétralement opposé à l'espèce et à l'intensité de la maladie. Ce remède ne fera que l'augmenter plus ou moins suivant que par son espèce ou par son intensité elle s'écartera plus ou moins de l'affection produite immédiatement par le remède.

Il s'ensuit clairement que pour atteindre l'idéal de l'art de guérir, ou pour détruire une maladie de la manière la plus complète, la plus prompte et la plus douce, on doit chercher et employer un remède qui, administré à une dose proportionnée au degré d'irritabilité de l'organisme, ait pour effet immédiat la même espèce, le même degré d'affection que celle que l'on veut guérir.

Mais un pareil remède ne saurait exister, attendu qu'il n'y a pas d'identité complète dans les effets, parce qu'il n'y a pas de causes identiques, et que si même il y en avait, leurs effets varieraient suivant le temps et les circonstances qui ne sauraient non plus jamais être les mêmes; mais en admettant pour un moment l'existence d'un pareil remède, il nous serait encore impossible de le trouver, car il faudrait pour cela non seulement la connaissance la plus approfondie, la plus détaillée de tous les symptômes physiques et moraux que peuvent faire naître soit le remède, soit la maladie, mais encore une langue plus qu'humaine pour exprimer les rapports infinis et les nuances innombrables qui servent à les caractériser. Cette connaissance ne sera jamais à la portée d'aucun médecin tant qu'il restera homme. Bornons-nous donc à approcher de l'idéal autant que possible, et cherchons des remèdes qui aient la propriété de provoquer dans l'organisme les symptômes les plus semblables à ceux de la maladie. De tels remèdes seraient des simillima, et l'on devrait poser en principe : *Simillima similli-mis curantur*, c'est-à-dire les plus semblables guérissent les plus semblables; mais comme on ne peut pas toujours trouver des simillima, et que la catégorie des simillima exclut les similia, tandis que la catégorie des similia renferme celle des simillima, c'est probablement ce qui a fait préférer à Hahnemann de prendre pour principe de l'homœopathie *similia similibus curantur*, c'est-à-dire les semblables se guérissent par les semblables. Quelque vrai que soit ce principe, sa nouveauté fait qu'on croit à peine au témoignage de ses sens en voyant les succès constants qu'on obtient par son application, et l'on peut à peine concevoir qu'un remède qui a pour effet immédiat de produire des symptômes analogues à ceux de la maladie, puisse guérir cette même maladie; qu'un purgatif, par exemple, ait la propriété d'arrêter le dévoiement. La raison de cet étonnement, c'est que dans une maladie on ne distingue pas assez l'effet d'avec la cause, et que l'on confond le contraire de la maladie avec le contraire de la cause de cette maladie. Pour développer notre pensée, qu'il nous soit permis de jeter un regard en arrière.

Nous avons déjà démontré que tout agent rencontre de la résistance dans la force vitale de l'organisme. Or, tout agent peut devenir, selon les circonstances, tantôt cause morbifique, et tantôt moyen curatif; cause morbifique lorsqu'il modifie l'état normal ou affecte en général l'organisme d'une manière fâcheuse, moyen curatif lorsqu'il modifie l'état anormal de manière à le changer en l'état normal. Ceci prouve qu'un médicament, du moment même qu'il ne guérit pas, doit devenir une seconde cause morbifique qui ajoute une nouvelle modification anormale à celle qu'on veut guérir.

Comme la cause morbifique et le moyen curatif sont tous deux des agents, l'un aussi bien que l'autre doit rencontrer une résistance dans la force vitale, et cette résistance s'affaiblira par l'énergie et la durée de son action, comme celle-ci à son tour s'affaiblira par l'énergie et la durée de la résistance.

Cette lutte de deux forces opposées doit nécessairement modifier l'état normal de l'organisme, et cette modification doit se manifester par des symptômes qui changeront ou qui resteront les mêmes suivant que le rapport entre les deux forces hostiles aura varié ou non ; mais ces symptômes ne sauraient cesser entièrement tant que durera la lutte, c'est-à-dire tant que l'une ou l'autre des deux forces n'aura pas été détruite. Or, comme anéantir la force vitale serait anéantir la vie, il est évident que la force à détruire dans une maladie ne peut être que l'agent morbifique.

Je ne m'appliquerai pas ici à montrer ce qu'on a à faire pour reconnaître et éloigner tel ou tel agent morbifique, j'indiquerai seulement en termes généraux que pour atteindre ce dernier but il suffit déjà, dans la plupart des cas, d'empêcher la cause morbifique d'être alimentée du dehors ; car alors la lutte qu'elle soutient contre la force vitale l'usera d'autant plus promptement que la force vitale, au contraire, se trouve constamment renouvelée par l'air et les aliments.

Cependant en éloignant la cause morbifique on ne saurait encore obtenir le rétablissement immédiat de l'état primitif ou normal, parce qu'avec la cessation de la cause on ne fait cesser que l'action et non pas l'effet produit par cette action, c'est-à-dire l'altération subie par l'organisme. Or, cette altération produite par l'influence d'agents perturbateurs doit être transformée par le médecin en l'état normal, ce qui fait naître la question suivante :

Comment les influences qui modifient l'organisme agissent-elles lorsqu'elles rendent malades et lorsqu'elles guérissent?

Comme tout agent propre à modifier l'organisme doit produire un même effet en agissant sur un même état, et de différents effets en agissant sur des états différents, il s'ensuit que la diversité des circonstances dans lesquelles chaque agent agit est l'unique cause de la diversité qui peut se trouver dans ses effets, et que soit qu'il agisse comme remède, soit qu'il devienne cause d'une maladie, sa nature reste invariablement la même.

D'après ce raisonnement, nous n'aurons qu'à observer la manière dont l'homme devient malade, pour apprendre comment s'opère la guérison.

L'observation et la raison nous apprennent que toute modification de l'organisme commence par une atteinte portée à l'organisme par une influence du dehors ; le principe vital résistant à cette influence, il en naît une lutte de deux forces opposées. Or, si dans cette lutte il arrive que l'une des forces se trouve affaiblie ou détruite, il est évident que l'action ne peut plus avoir lieu que dans le sens de la force victorieuse.

Ceci nous conduit à distinguer dans toute révolution opérée dans l'organisme par un agent quelconque, quatre phases ou périodes qui se succèdent si régulièrement que jamais la période suivante ne peut arriver si la précédente n'a eu lieu, savoir : la première dans laquelle l'énergie de l'agent morbifique est supérieure à l'énergie de la force vitale, où par par conséquent celle-ci cède, et où de toute nécessité l'action aura lieu exclusivement dans le sens de l'agent. Cette période sera accompagnée de symptômes qui accuseront la prépondérance de l'agent qui fait irruption dans l'organisme.

La deuxième période est celle où l'énergie de l'agent est contre-balancée par celle de la force vitale. Cette période sera un état mixte où l'action ne saurait se prononcer dans un sens plutôt que dans l'autre, et où les symptômes présenteront un caractère qui ne permettra pas de les attribuer exclusivement soit à l'une soit à l'autre force.

La troisième période est celle où l'agent le cède pour l'énergie à la force vitale, et où l'action se prononce de plus en plus dans le sens de cette dernière. Cette prédominance de la force vitale doit produire un état et des symptômes particuliers qui, à mesure que l'agent s'affaiblit, s'éloigneront de l'état et des symptômes appartenant à la première période.

Enfin la quatrième période est celle où l'agent a été détruit ou éloigné, et où la force vitale est devenue entièrement libre dans son action. Cette action exclusive de la force vitale, appelée autrement réaction, doit nécessairement se manifester par des symptômes indiquant un état tout-à-fait opposé à celui qui caractérise la première période ; or, ce dernier état est précisément ce qu'il faut guérir après que l'agent morbifique a été détruit ou éloigné. Comme l'objet d'une cure ne peut être que de transformer par des moyens appropriés l'état anormal en un état normal, et par conséquent de produire dans l'organisme un effet contraire à celui de la cause morbifique, il est évident que tout moyen curatif doit avoir une propriété d'agir opposée à celle de la cause morbifique.

Or, le premier effet de tout agent étant l'opposé de son dernier effet, il s'ensuit que cette propriété voulue ne saurait se trouver que dans un médicament qui aura pour effet primitif d'exciter dans l'organisme une activité anormale pareille à celle produite en dernier lieu par la cause morbifique, et pour effet définitif de provoquer une activité qui, étant opposée à l'activité anormale que l'on veut faire disparaître, la neutralisera et la transformera en une activité normale.

Un tel remède que les homœopathes ont nommé le *simile* de la maladie, est donc le vrai *contraire* de la cause morbifique, puisqu'il agit en sens opposé et détruit ses effets, tandis que le moyen employé par l'ancienne école et appelé par elle le *contraire* de la maladie est réellement le *simile* de la cause morbifique, puisqu'il agit de la même manière et qu'il ne peut par conséquent qu'aggraver la maladie.

Par bonheur, ou par malheur, comme on voudra, il n'a jamais été possible aux allopathes de trouver des contraires tels qu'ils les recherchaient, par la même raison qui empêche de trouver un véritable *idem*, et parce que, comme nous l'avons prouvé, personne ne saurait se faire une idée nette du contraire de la plupart des maladies.

Par bonheur, disons-nous, parce que, dans l'impossibilité de trouver un contraire absolu, beaucoup de malades recevaient contrairement à l'intention du médecin des remèdes qui se rapprochaient plus ou moins du *simile*, et devenaient par cela moins pernicieux et même guérissaient quelquefois. Ceci explique en même temps comment l'allopathie a pu subsister pendant si long-temps.

Par malheur, disons-nous; car, il aurait peut-être mieux valu que les médecins eussent pu trouver et employer chaque fois le véritable contraire. L'application d'un tel remède n'aurait pas manqué d'enlever les malades traités d'après un système aussi funeste, et cela aurait, il faut le croire, tiré les médecins de leur aveuglement, et les aurait engagés à chercher un meilleur principe.

Nous concluons en définitive de tout ce que nous avons dit jusqu'ici, que le principe de l'homœopathie est le seul principe vrai et salutaire ; que l'allopathie non seulement ne guérit pas, mais ne peut jamais guérir ; qu'il est même impossible de mettre son principe en pratique, et que lors même qu'il serait praticable, son application, au lieu de la guérison, amènerait infailliblement la mort.

Lorsqu'on est en possession d'un principe certain, il faut, pour choisir convenablement les médicaments, savoir avec précision quels effets chacun d'eux peut produire sur l'organisme. Or, cette connaissance importante devrait être fournie par la *matière médicale*, qui est supposée contenir tous les remèdes que l'expérience des générations précédentes a laborieusement amassés. Mais lorsque l'on considère comment la matière médicale a pris naissance, il est impossible de ne pas convenir qu'elle est basée sur des données bien incertaines; que des préjugés, des suppositions gratuites et une grande légèreté ont présidé à sa formation, et que les anciens herboristes, Matthioli, Tabernæmontanus, Gessner, Fuchs, Rey et Tournefort, nous l'ont transmise sans lui faire subir une épuration convenable, de sorte que ce prétendu trésor n'est qu'une compilation informe dont les premiers matériaux ont été puisés dans le vague et crédule Dioscoride, et que l'un a copié d'après l'autre, en y ajoutant quelque chose de son cru. Le peu de bons ouvrages qui existent sur cette matière, tels que ceux de Bergius et de Cullen, sont trop pauvres en données thérapeutiques; ils prouvent seulement le vide et l'insignifiance des autres, puisque leurs auteurs, ayant voulu s'affranchir des erreurs et des fictions grossières qui fourmillent ailleurs, ont manqué presque entièrement de matériaux. Un seul entre mille, *Murray*, cite les cas où les médicaments ont été employés; mais là aussi on voit les autorités se contredire sans cesse, les unes affirment ce que nient les autres, *et vice versa*. Pour remédier à ce défaut complet de données positives et solides, on s'est bientôt livré à des recherches spéculatives. Comme on aura de la peine à concevoir que l'école ait pu se servir de la spéculation pour arriver à la connaissance plus approfondie des remèdes, nous donnerons en guise d'échantillon quelques exemples de sa manière de procéder.

Voyant que le savon possédait une vertu dissolutive, on remarqua que la décoction de la saponaire écumait comme une savonnade lorsqu'elle était fouettée; de cette ressemblance on conclut que la saponaire pouvait, comme le savon, servir dans beaucoup de maladies à dissoudre certaines matières, et c'est pour cette raison qu'on la nomma *saponaria*, du mot latin *sapo*, savon.

Le quinquina guérissait certaines maladies, et comme l'écorce du frêne, du saule, du chêne, du marronnier d'Inde avait aussi un goût amer et astringent, on crut pouvoir en inférer que l'écorce de ces arbres possédait les mêmes vertus, et pouvait être administrée dans les mêmes maladies.

La *gentiana centaurium* est, comme le fiel, d'une saveur très amère; cette propriété lui valut le surnom de fiel de terre, et la fit regarder comme propre à réparer le manque de fiel. D'après la connaissance que l'on avait, par la chimie, de la nature alcaline de beaucoup de substances, on croyait pouvoir les employer comme absorbants dans les maladies où l'on supposait qu'il existait une exubérance d'acides, sans penser que ces substances pouvaient fort bien posséder d'autres propriétés capables de nuire à l'économie animale; avec la même légèreté on administrait, dans les cas où l'on voulait suppléer à un prétendu manque d'acides, des substances qu'on avait reconnues renfermer un acide, sans s'inquiéter des autres effets qu'elles pouvaient produire.

Ayant appris que telle substance est ferrugineuse, on se souvint de la propriété que les physiologistes avaient donnée au fer de réparer le défaut de cruor dans le sang, et d'en augmenter les globules; et sans tenir compte des autres propriétés qui pouvaient appartenir à la substance, on crut avoir une indication rationnelle pour l'administrer dans les cas de faiblesse, que l'on croyait expliquer par un prétendu manque de cruor.

Si les effets de la substance, à laquelle la logique allopathiste avait ainsi reconnu, *à priori*, une vertu curative, se trouvaient être trop manifestement nuisibles pour qu'il fût permis de ne pas s'en inquiéter, on n'en restait pas moins fermement persuadé de la justesse du résultat obtenu par voie de spéculation, seulement on crut devoir remédier à l'inconvénient précité en mélangeant la substance en question, avec un ou plusieurs médicaments qu'on supposait propres à en modifier l'action. Dans les cas rares, où l'administration d'un pareil mélange était suivie d'une amélioration ou d'une guérison complète, on attribua ce résultat au médicament qu'on croyait être l'agent principal, et auquel pour cette raison on donnait le nom de *base*, et on l'enregistra comme moyen infaillible contre telle ou telle maladie; tandis que ce résultat, s'il n'était pas dû aux efforts seuls de la nature ou à toute autre cause ignorée, ne pouvait être que le produit de l'action combinée de tous les éléments formant la composition médicinale. Les personnes qui sont dans l'habitude de juger par leur bon sens de celui des autres, auront peine à croire que tout ce que nous venons de dire soit vrai, et pourtant les faits que nous alléguons peuvent être facilement constatés par le lecteur un peu versé dans l'histoire médicale.

Quant aux substances dont l'expérience avait fait connaître la propriété, on se borna à en constater les effets les plus saillants ; on enregistra par exemple qu'elles avaient la faculté de faciliter ou d'arrêter l'écoulement de l'urine ou des menstrues; de favoriser ou d'empêcher le sommeil, la selle, la transpiration; de provoquer l'expectoration, le vomissement, etc.; et comme chacun de ces effets se trouvait être commun à une foule de substances, on eut toute la facilité d'en comprendre toujours un grand nombre sous une même dénomination : il y eut des remèdes corroborants, relâchants, astringents, stimulants, dissolvants, des purgatifs, vomitifs, sudorifiques, antispasmodiques, antiscrofuleux, vermifuges, etc.; en sorte qu'on n'a jamais recommandé et employé contre une maladie tel ou tel médicament bien déterminé, mais toujours toute une série de médicaments, bien qu'il soit constant que chaque agent médicinal, outre son effet principal, doit avoir des effets spéciaux secondaires qui ne sauraient être indifférents. Parfois l'arbitraire va si loin qu'on ne se borne pas à recommander contre la même espèce de maladie telle ou telle classe de remèdes, mais plusieurs différentes classes à la fois, ce qui a eu lieu notamment pour les affections scrofuleuses ; à tel point que si l'on s'en rapportait aux différentes matières médicales qui ont paru jusqu'à nos jours, on pourrait choisir au hasard dans toute une pharmacie sans crainte de se tromper.

Quant au médecin homœopathe, il rejette entièrement la classification des remèdes adoptés par l'ancienne école, parce qu'à ses yeux la chose essentielle c'est de connaître ce par quoi les remèdes se distinguent et non ce qu'ils ont de commun ; il sait de plus qu'il est absolument impossible d'arriver à la connaissance des effets d'un médicament sur l'organisme autrement que par voie expérimentale, et que sous ce rapport les investigations chimiques ne sont d'aucune utilité. Il ne se contente pas non plus de connaître les qualités partielles d'un remède, il soutient même qu'il est dangereux d'employer une substance dont on ne connaît les propriétés qu'à moitié, vu qu'outre les effets qu'on lui connaît et dont on veut tirer parti, il doit s'en trouver d'autres qui, bien que moins manifestes, peuvent nuire par leurs conséquences plus que les premiers ne pourraient faire de bien. L'homœopathie, en un mot, ne veut d'autres remèdes que ceux dont on connaît jusqu'aux moindres effets sur l'organisme humain, et toutes les expériences qu'elle fait pour parvenir à cette connaissance, elle les fait sur des sujets bien portants; car en les faisant sur des malades, comment pourrait-elle préciser si tel phénomène provient de l'action du médicament ou s'il appartient au cours naturel de la maladie? De plus l'état anormal de l'organisme variant à l'infini, devrait nécessairement altérer d'une manière non moins variée l'action du médicament qu'on voudrait éprouver; d'où suit qu'en expérimentant exclusivement sur des malades, il faudrait pour connaître l'action pleine et entière de chaque médicament, l'avoir essayé successivement dans toutes les espèces de maladies, ou bien, ce qui est absolument la même chose, avoir traité chaque espèce de maladie par tous les médicaments possibles.

Il nous reste encore quelques mots à dire sur le mode à employer pour la préparation des médicaments. Ici encore l'opposition des deux écoles est flagrante. Non seulement l'allopathie dédaigne d'employer une racine qui n'a pas séché et moisi au moins une année dans l'officine ; mais elle cuit, elle distille, elle sucre, elle confit; en un mot elle prépare ses remèdes en se servant de procédés empruntés à l'art culinaire le plus consommé, et tout cela, afin de corriger ce qui a été gâté dans le laboratoire de la nature.

Or, comme les moyens pour arriver à ce but sont très compliqués et quelquefois même fort ingénieux, on a décoré ce travail du nom de science ; on l'a appelé la *pharmaceutique*, science sublime qui enseigne l'usage du mortier, du creuset, de la retorte, de l'eau et du feu, en un mot de l'attirail au moyen duquel on parvient à dépouiller les remèdes de leur vertu naturelle, espèce d'esprit immonde que l'école allopathique exorcise selon toutes les règles de l'art.

A peine avons-nous besoin de dire que ces procédés peu rationnels sont rejetés par l'homœopathie, et que l'usage du feu est proscrit de ses préparations, attendu que cet agent destructeur doit altérer et détruire aussi les vertus inhérentes aux substances soumises à son action. L'homœopathie veut encore que toutes les matières qui servent à préparer des médicaments soient employées aussi fraîches et aussi intactes que la nature les a produites.

Voilà pour la manière de préparer les remèdes; maintenant passons à leur composition.

Nous avons déjà fait voir plus haut à quoi se réduisent les connaissances de l'école allopathiste en ce qui concerne la vertu des médicaments ; une conséquence inévitable de son ignorance sous ce rapport, a été que la mise en pratique de ses préceptes curatifs a dû donner lieu à bien des mécomptes. Presque dans tous les cas, le remède agissait d'une manière trop forte ou trop faible, trop promptement ou avec trop de lenteur. Parfois l'effet produit n'était pas l'effet attendu, ou bien l'action avait lieu dans une autre direction que celle qu'on voulait : le médicament par exemple agissait sur un organe qui n'était pas celui qu'on voulait guérir ; d'autres fois le remède, outre l'effet désiré, en avait d'autres contraires au but qu'on se proposait.

Pour obvier à ces inconvénients, on a inventé une science toute spéciale qui enseigne comment on peut modifier l'action d'un remède, en le mélangeant avec d'autres substances. Cette science, on la professe encore aujourd'hui dans toutes les chaires de médecine; les adeptes l'appellent l'art des recettes, ou *pharmakokatagraphologie*. Elle enseigne qu'une formule faite selon toutes les règles de l'art doit contenir :

1° Une base (*basis*), qui est la substance principale et la plus puissante du mélange.

2° Un auxiliaire (*adjuvans*), qui doit joindre sa puissance à celle de la base, augmenter, accélérer et soutenir l'action.

3° Un remède dirigeant (*dirigens*), qui doit donner à l'action de la base une direction convenable au gré du médecin; la diriger, par exemple, vers la peau, vers le foie, vers la tête ou les pieds, et l'empêcher de s'attaquer aux yeux, aux poumons ou à la vessie, si telle était sa tendance.

4° Un correctif (*corrigens*), dont le but est de corriger ce qu'il pourrait y avoir de vicieux et de nuisible dans l'effet de la substance principale.

5° Un excipient ou intermède (*constituens*),

destiné à lier d'une manière intime les divers ingrédients du mélange.

L'homœopathie n'admet rien de tout cela; car elle prend pour constant que des substances combinées avec d'autres substances doivent perdre plus ou moins leurs propriétés primitives, et en contracter d'autres qu'elles n'avaient pas dans leur état simple. Elle ne regarde, en conséquence, l'effet qu'on obtient d'un pareil mélange que comme un effet collectif qui échappe entièrement aux prévisions de la science, et dans lequel il serait impossible de préciser la part qui revient à chaque ingrédient; l'homœopathie n'administre donc que des médicaments simples; ou si elle emploie des mélanges, c'est qu'elle les regarde comme des remèdes tout-à-fait nouveaux, dont elle s'applique à reconnaître les vertus par voie d'expérience.

La question des doses, dont nous allons nous occuper maintenant, est une question importante qui mérite une attention toute particulière. Dans l'école allopathique, on se sert ordinairement de la table suivante pour indiquer d'une manière générale la dose moyenne qui convient aux différents âges :

TABLE.

Age : années.	25	20	15	14	13	12	11	10	9	8	7	6	5	4	3	2	1
Doses.	40	35	30	29	28	27	26	25	24	23	22	21	20	18	16	13	10

Mois.	11	10	9	8	7	6	5	4	3	2	1	1/2
Doses.	9	8 1/2	8	7 1/2	7	6 1/2	6	5 1/2	5	4 1/2	2	1

On ajoute, comme règle générale, qu'il faut toujours commencer par de petites doses, ou du moins par des doses peu considérables, puis progresser, jusqu'à ce que l'on ait obtenu l'effet désiré. Ainsi, pour les remèdes débilitants ou stimulants, on doit augmenter la dose jusqu'au ralentissement ou à une forte élévation du pouls; pour les narcotiques ou antispasmodiques, jusqu'à l'assoupissement ou à la disparition des crampes, et de même, pour les vomitifs ou purgatifs, jusqu'à ce qu'ils aient produit leur effet.

Outre cette première règle, l'allopathie en donne une seconde qui lui est opposée; elle veut que dans les cas où un haut degré d'insensibilité se joint à une grande atonie, on commence par les plus fortes doses, afin d'obtenir la sensibilité nécessaire au rétablissement des forces; mais qu'à mesure que la sensibilité et la force reviennent, les doses soient diminuées pour ne pas provoquer une surexcitation générale de l'économie qui pourrait devenir funeste. On cite les cas du tétanos, où les plus fortes crampes se trouvent parfois unies à une insensibilité telle que le décuple, le vingtuple, le cinquantuple même d'une dose ordinaire d'opium et d'autres remèdes non moins énergiques, produisent à peine le plus léger effet, tandis que la dixième partie de pareille dose suffirait pour donner la mort à un homme bien portant; mais comme il arrive souvent que l'organisme recouvre tout-à-coup la sensibilité, et cela parfois au-delà de ce qu'il faudrait, les allopathes en concluent fort sagement la nécessité de diminuer successivement les doses primitives, sans quoi elles pourraient bien, en pareil cas, agir avec trop d'énergie.

L'homœopathie rejette la première règle, parce que tout agent médicinal, administré à une dose quelconque, doit modifier l'organisme en bien ou en mal, en manifestant son action par des symptômes. Or, si ces symptômes accusent une aggravation du mal, il y a folie à augmenter la dose du médicament qui les a produits; si au contraire ils indiquent une amélioration, pourquoi changer la dose à laquelle est dû cet heureux résultat, puisque ce changement pourrait avoir un résultat opposé? Quant à la seconde règle, l'homœopathie ne l'admet pas davantage, par la simple raison qu'à ses yeux c'est tuer le malade de propos délibéré que de lui donner dans quelque cas que ce soit des doses assez fortes pour déterminer la mort chez des personnes bien portantes; car, bien que souvent après l'administration de pareilles doses, l'organisme continue à ne donner aucun signe de sensibilité, l'action de ces doses, pour être suspendue dans l'état de torpeur où se trouve l'organisme, n'en doit pas être moins funeste au malade après le réveil de ses facultés. Il est facile, il est vrai, de rejeter cette issue fatale sur la gravité de la maladie, mais les homœopathes savent parfaitement quel compte tenir de pareilles assertions; et ils sont d'autant moins disposés à recourir à des moyens aussi meurtriers, qu'ils savent qu'on peut faire disparaître les symptômes les plus graves du *tétanos* au moyen du magnétisme animal.

Le mode de procéder par petites doses est

communément ce qui frappe le plus les adversaires de la nouvelle doctrine, et c'est là ordinairement tout ce qu'ils en savent; or, comme les médecins et les hommes étrangers à la science médicale inclinent à croire que ces petites doses constituent l'essence de l'homœopathie, je me permettrai de m'étendre un peu amplement sur cette matière.

Celui qui guérirait homœopathiquement avec des doses plus fortes, n'en resterait pas moins partisan de l'homœopathie, tandis que celui qui, sans connaître cette méthode, emploierait les plus petites doses, ne serait pas pour cela homœopathe. Samuel Hahnemann, le fondateur de l'homœopathie, a employé de fortes doses dans les premiers temps de sa découverte, et ce ne sont que des observations et des expériences répétées qui l'ont conduit à les réduire de plus en plus. Voyant que, tout en opérant la guérison, l'administration de ses médicaments était toujours suivie d'une aggravation momentanée des symptômes, il conclut que les remèdes agissaient trop fortement. Il remarqua en outre que la répétition fréquente des doses ne laissait pas à l'organisme assez de temps pour réagir, inconvénient d'autant plus grave à ses yeux, qu'il avait déjà reconnu que c'était toujours cette réaction salutaire qui opérait la guérison. En conséquence, rien n'était plus naturel que de diminuer ces doses et d'agrandir les intervalles dans leur administration. Pour procéder dans la diminution successive des doses d'une manière régulière, il jeta une goutte médicinale dans quatre-vingt-dix-neuf gouttes d'alcool, et les secoua fortement et long-temps; ayant pris une goutte de ce liquide, qui ne contenait plus que la centième partie de la goutte médicinale, et l'ayant administrée homœopathiquement, il découvrit, à son grand étonnement, que, tout en perdant de son action grossière et matérielle, ce centième avait acquis plus de vertu que n'en avait une goutte entière, et que la guérison se faisait plus rapidement; résultat qu'il dut attribuer aux secousses imprimées d'une manière continue aux molécules de la goutte médicinale et à leur frottement contre celles de l'autre liquide.

Pour pousser plus avant ses expériences, il fit tomber une goutte du liquide médicinal ainsi étendu dans quatre-vingt-dix-neuf autres gouttes d'alcool, remua fortement le flacon, et administra une goutte de cette nouvelle dilution. Il trouva que cette goutte, bien qu'elle ne renfermât plus que le $\frac{1}{10000}$ de la goutte primitive, avait encore gagné en puissance. Il fit la même expérience sur la troisième, quatrième et cinquième dilution, et ainsi de suite, et s'arrêta enfin à la trentième dilution, comme à celle où la puissance curative des molécules médicamenteuses se trouvait le plus développée.

Après avoir fait ces essais sur des liquides, il procéda de la même manière avec des solides. Il tritura des heures entières un grain d'une substance médicamenteuse avec quatre-vingt-dix-neuf grains de sucre de lait, substance dépourvue de toute propriété médicinale. L'administration d'un grain de ce mélange confirma pleinement l'expérience qu'il avait faite avec les liquides. Continuant ses investigations, il prit un grain du mélange qu'il avait obtenu à la troisième trituration, grain qui ne contenait plus que $\frac{1}{1000000}$ du grain primitif, et le fit dissoudre dans quatre-vingt-dix-neuf gouttes d'un mélange par parties égales d'eau distillée et d'alcool bien pur. Il trouva, à son grand étonnement, que par ce procédé les métaux mêmes devenaient solubles et communiquaient leurs propriétés médicinales à ces liquides, ce qui l'engagea à exécuter pour les solides les trois premières divisions au moyen de la trituration, et les divisions ultérieures, au moyen de l'alcool, méthode bien plus facile et bien plus prompte.

L'expérience ayant prouvé à Hahnemann que le développement progressif de la puissance curative des remèdes s'arrêtait à la trentième dilution, il reconnut l'inutilité de pousser les dilutions plus loin. Mais comme il se trouvait beaucoup de maladies où les remèdes administrés à la trentième dilution agissaient encore avec trop de force en ce qu'ils provoquaient une aggravation de symptômes toujours pénible au malade, quoique passagère, il avisa au moyen d'atténuer l'action trop énergique de ses préparations ; à cet effet, il fit faire des globules en sucre de la grosseur d'un grain de pavot, et humecta mille de ces globules d'une goutte de substance médicinale à la trentième dilution, de manière que chaque globule dut se trouver imprégnée par la millième partie de la goutte médicinale.

Il administra homœopathiquement un ou deux de ces globules, et il reconnut, à sa grande satisfaction, qu'ils possédaient précisément assez d'énergie pour déterminer la réaction bienfaisante du principe vital contre la cause morbifique, sans provoquer l'aggravation des symptômes, due à l'action trop matérielle des remèdes.

On conviendra que ceci est plus qu'une théorie, si l'on réfléchit que l'expérience et l'observation ont seules conduit à ces résultats, qui ont pour base des faits aussi constants que la nature. En effet, Hahnemann s'inquiète peu d'expliquer ces résultats par une hypothèse plus ou moins savante; il se borne à indiquer simplement la source où il a puisé ces vérités, en répondant à toutes les objections : « *Faites la même expérience, mais faites-la bien.* »

C'est cette découverte de développer puissamment par la trituration et des frottements prolongés les vertus des substances médicamenteuses, qui a soulevé le plus de railleries. Ainsi, parmi les adversaires de l'homœopathie, un docteur Schimko s'est signalé par les calculs auxquels il s'est livré, pour déterminer la masse énorme d'eau qui pourrait, d'après le système d'Hahnemann, acquérir des propriétés médicinales au moyen d'une seule goutte de substance médicamenteuse. Je ne lui reprocherai pas cette manière d'argumenter; je veux même bien lui accorder qu'un décillion de gouttes d'eau pourrait former une sphère dont le diamètre n'aurait pas moins de 36 billions de lieues; je lui accorde encore, que si du centre de cette sphère les molécules d'une goutte de substance médicinale partaient vers la circonférence avec la rapidité d'un boulet de canon, il leur faudrait 45 millions d'années pour se répartir dans cette masse d'une manière uniforme. Mais que résulte-t-il de tous ces chiffres? Absolument rien. Ils n'empêchent pas que sept onces d'eau ou d'alcool ne soient plus que suffisantes pour opérer ces divisions infinitésimales qui effraient tant d'imaginations.

C'est du reste Hahnemann lui-même qui a donné lieu à ces calculs, lorsque, tout étonné de la découverte qu'il venait de faire, il appela l'attention des médecins et des naturalistes sur ce prodigieux développement de puissance curative des médicaments par le procédé que nous avons décrit, procédé par lequel l'octillionième ou le décillionième d'une goutte ou d'un grain de substance médicinale acquérait plus de vertu que n'en avait une goutte ou un grain entier de la même substance à l'état primitif. Si Hahnemann ne s'était pas servi de ces termes empruntés à l'arithmétique, il ne serait jamais venu à l'idée de ses adversaires de le combattre avec de pareilles armes.

D'ailleurs, il n'appartient pas à un mathématicien de trancher cette question, pas plus qu'il ne lui appartient d'argumenter contre les propriétés que peut recéler une graine de semence, ou contre la réalité du magnétisme, de l'électricité, du galvanisme ou du calorique; il ne peut non plus établir par des chiffres les limites auxquelles l'action d'un remède doit s'arrêter. Tout cela n'est pas de sa compétence. Mais il devrait savoir que tout ce qui est divisible peut toujours se diviser encore, et qu'un atome, quelle que soit d'ailleurs sa petitesse, est toujours quelque chose de bien réel, et qu'en conséquence jamais substance ne saurait être réduite au néant par la division.

Mais lorsqu'un chimiste allègue que l'eau qu'on boit devrait avoir des propriétés médicinales et même à un plus haut degré que les préparations homœopathiques, eu égard à la multitude de substances qu'elle tient en dissolution, il ne tient pas compte du procédé au moyen duquel se font ces préparations. D'un autre côté la supposition ne tire pas à conséquence, attendu que l'expérience prouve que les personnes les mieux portantes peuvent contracter des maladies rien que par l'usage de l'eau, et même par le simple séjour dans un air qui ne leur convient pas.

Lorsqu'on fait attention à la manière dont se préparent les remèdes homœopathiques, il n'est pas difficile de s'expliquer leur efficacité. Le frottement réveille beaucoup de forces qui sans cela seraient restées latentes. Ainsi la corne et l'ivoire acquièrent de l'odeur rien que par la friction; en frottant fortement l'une contre l'autre des pièces métalliques, on développe une chaleur suffisante pour les faire rougir. Quelle force prodigieuse que celle que fait naître un simple choc dans une quantité insignifiante d'argent fulminant! Avons-nous besoin de rappeler encore la longue série des phénomènes électriques , les uns plus étonnants que les autres, et auxquels donne lieu le simple frottement?

Mais non seulement le frottement développe les propriétés cachées de certains corps , mais encore il peut servir à les transmettre d'un corps à un autre , comme cela se fait avec l'aimant, qui, frotté longtemps contre du fer, lui communique sa propriété. Si tout cela est constant, pourquoi les propriétés médicinales ne se communiqueraient-elles pas par la trituration et les frottements au sucre de lait ou à l'alcool, substances non médicamenteuses, et par cela même plus propres à devenir les véhicules de ces propriétés?

En doutant des effets des doses homœopathiques, il faut encore réfléchir à l'état d'irritation dans lequel se trouvent les organes malades sur lesquels on doit agir, et à l'affinité intime qui existe entre le médicament homœopathique et la maladie à laquelle il s'applique. Ainsi , dans l'inflammation pulmonaire, le spécifique administré est l'aconit, qui provoque une inflammation très analogue dans les poumons des personnes bien portantes. Or, comme par l'inflammation, l'irritation et la sensibilité de ces viscères sont portées à un très haut degré, on conçoit que même les plus petites doses doivent exercer sur eux une très grande puissance. De plus, les homœopathes n'administrent le remède destiné à agir sur l'organe souffrant que dans des doses strictement nécessaires pour l'exciter à la réaction. Quant à l'affinité qui existe entre le remède et la maladie, et qui, plus que toute autre chose, contribue à l'efficacité des prescriptions homœopathiques, qu'on se souvienne des effets surprenants qui se produisent, lorsque certaines choses qui ont de l'affinité l'une pour l'autre viennent en contact. Ainsi le même verre que le bruit le plus retentissant ne saurait faire vibrer d'une manière visible, éclate souvent par l'effet d'un son beaucoup moins fort, mais en rapport avec lui. De même, quand on fait résonner la corde d'un instrument de musique dans la proximité d'un autre instrument, la corde de ce dernier qui correspond à la corde pincée vibre distinctement, tandis que toutes les autres restent muettes. Si de pareils phénomènes ont lieu dans le monde purement matériel, qu'y a-t-il d'étonnant de les voir se reproduire dans l'organisme vivant ?

D'ailleurs, il y a des expériences faites qui ne permettent plus de douter de l'effet même des plus petites doses homœopathiques. Ainsi, pour citer deux exemples seulement entre mille, on a vu des mouches empoisonnées par des globules de sucre humectés de la trentième dilution de veratrum, et la rage se développer chez des animaux dans les plaies desquels on avait introduit du virus à la même dilution.

Ceux qui refusent avec tant d'opiniâtreté d'admettre la divisibilité infinie de la matière ne devraient-ils pas, sous peine d'être inconséquents, nier aussi un grand nombre de faits dont personne jusqu'ici n'a contesté l'authenticité? Rien qu'en se guidant sur l'odeur, un bon limier suit sans prendre le change la piste d'une bête à travers les traces d'une foule d'autres animaux, et le chien barbet sait rejoindre son maître à plusieurs lieues de distance ; de même un Indien retrouve et ramène à la maison paternelle l'enfant du colon égaré dans la forêt, dès qu'en flairant un lambeau de ses vêtements il s'est familiarisé avec son odeur. Nous demanderons à ces sceptiques obstinés quel était le nombre et la grandeur des parties odorantes répandues sur le passage de l'animal poursuivi par le limier, ou sur celui de l'enfant retrouvé par l'Indien; lorsqu'un chat, qu'on n'aperçoit même pas, fait évanouir certaines personnes, nous demanderons encore de quel poids, de quelle épaisseur sont les émanations qui ont dû s'échapper de son corps.

On admet la divisibilité prodigieuse du musc, et délayé à un haut point, on lui reconnaît sans difficulté une certaine puissance d'action; c'est que ses moindres particules sont empreintes d'une forte odeur qui décèle sa présence. Mais d'autres matières seraient-elles moins divisibles, et, étant divisées, moins actives, parce qu'on ne les sent pas? La faculté de répandre des odeurs est-elle la condition *sine quâ non* de leur divisibilité et de leur puissance?

Une dissolution où le sel commun n'entre que pour $\frac{1}{1000000}$ est encore troublée par une dissolution extrêmement faible de nitrate d'argent, et le même phénomène s'observe dans une dissolution très étendue de muriate de baryte quand on y verse de l'acide sulfurique. Dans une dissolution d'iode faite dans la proportion de $\frac{1}{50000}$, l'amidon se teint en rouge. Le fer se teint d'une couleur de cuivre dans une dissolution de sel cuivreux où ce dernier est seulement pour $\frac{1}{50000}$. La présence de $\frac{1}{2500000000}$ d'un grain d'arseniate d'ammoniaque se révèle par un précipité jaunâtre qu'on obtient par l'action du nitrate d'argent.

Maintenant d'autres substances seraient-elles moins divisibles parce qu'on ne sait pas les décomposer, ou bien l'art de décomposer leurs particules est-il la condition nécessaire de leur existence?

Lorsqu'on dissout le $\frac{1}{10000}$ d'un grain de vif-argent, et qu'on jette des pois dans cette dissolution, ils perdent la faculté de germer. En laissant tomber une seule goutte de sperme de grenouille sur une couche de vase qui couvre une cinquantaine d'œufs de grenouille, tous les œufs se trouvent fécondés par cette seule goutte. Le palmier femelle, au Jardin-des-Plantes, est fécondé par un palmier mâle relégué dans un coin tout opposé de la ville.

Or, nous demandons quel est le poids du principe fécondant qui émane de la fleur du palmier? Qu'on nous dise quel est encore le poids des miasmes du choléra ou de la peste, miasmes qui déciment les populations, et que la chimie tâcherait en vain d'analyser et de décomposer. Si les fluides impondérables et inaccessibles à nos sens peuvent exercer une action si désastreuse sur l'organisme à l'état de santé, pourquoi d'autres substances beaucoup moins déliées seraient-elles impuissantes à exercer une action salutaire sur l'organisme souffrant?

L'esprit humain a fait bien des progrès, et ce qui au commencement semblait des miracles, est quelque chose de très commun aujourd'hui. Ainsi, ce qu'autrefois on appelait des sources miraculeuses, ne sont plus aujourd'hui que de simples eaux minérales, et nous ne sommes nullement étonnés de leur vertu, en dépit de la chimie, qui n'y démêle pas grand'chose de plus que dans les remèdes homœopathiques. La fiole merveilleuse du moyen âge, jouant un si grand rôle dans les évanouissements, n'est plus qu'un simple flacon de senteur auquel on a recours, sans songer le moins du monde à la petitesse infinitésimale des molécules odorantes qu'il répand.

Parce qu'on a déjà vu périr des hommes par la seule émanation qui s'exhalait des bougies contenant des particules d'arsenic, on n'y voit plus rien de surprenant; de même on ne s'étonne guère de sentir à vingt lieues de la côte en pleine mer le parfum du romarin. On ne s'émerveille pas de ces émanations qui parfument les espaces d'alentour dans un rayon de vingt lieues, sans que la plante en perde le moins du monde de son volume ou de son poids, car le fait est connu depuis long-temps. Pour le même motif, on voit sans surprise la fermentation excitée par une goutte de levure dans une masse mille millions de fois plus grande que son volume. Mais qu'on entende dire qu'un porc a passé sous une charrette chargée d'écrevisses, et que la mortalité s'est mise tout-à-coup parmi ces écrevisses, ou que des fourmis au milieu desquelles on jette des violettes ou des bleuets deviennent immédiatement rouges, on crie à l'exagération, parce que cela n'est généralement pas connu. De même lorsqu'on apprend qu'une personne irritée au dernier point d'un mot qui l'a blessée a gagné une fièvre bilieuse, ou qu'une autre effrayée d'une nouvelle est tombée en syncope, on le trouve tout naturel, et personne ne demande combien a pu peser ce mot, cette nouvelle; mais dès qu'on entend parler d'une guérison homœopathique, on hoche la tête, parce que la chimie ne connaît pas de réactifs pour analyser le remède auquel est due la guérison.

QUESTION DE LÉGISLATION MÉDICALE.

Le premier devoir du médecin lorsqu'il prescrit les remèdes, c'est de s'assurer que les malades les reçoivent tels qu'il est dans son intention de les leur faire prendre.

Dans l'allopathie, le médecin ne peut préparer lui-même ses remèdes, parce qu'il les administre toujours à de si fortes doses qu'il lui faudrait une grande provision de matières premières, et même une pharmacie complète.

C'est pour remédier à cet inconvénient, et donner en même temps au public autant de garanties que possible, que la loi a établi que le pharmacien seul, sous sa responsabilité personnelle, est autorisé à préparer et débiter les remèdes, de sorte que le médecin n'est plus responsable que de ses ordonnances. Cette loi est sage, en ce qu'elle protège le public contre les entreprises mercantiles de l'industrialisme. Mais cette loi, indispensable pour l'ancienne école, est inadmissible pour l'homœopathie, vu que la nature des préparations homœopathiques exige qu'elles soient faites par le médecin lui-même. En effet, puisque l'analyse chimique, la couleur, l'odeur et le goût, ne peuvent en aucun cas donner un indice certain sur le contenu et la bonne qualité de ces préparations, le médecin pourrait-il avoir confiance en un autre que lui? L'imprudence, l'ignorance, l'animosité secrète, ou même la simple méprise d'un préparateur, ne pourraient-elles pas ruiner sa réputation et compromettre la vie des malades? Cette préparation est d'autant plus facile au médecin homœopathe, qu'il lui suffit d'une très petite quantité de chaque substance primitive pour obtenir tous les remèdes dont il peut avoir besoin dans le cours de sa vie. De là l'avantage immense qu'il peut se servir toujours d'une seule et même préparation pour chaque médicament, préparation dont l'expérience lui fait connaître de plus en plus les effets sur les différents organes, jusque dans leurs moindres nuances.

C'est encore un avantage que le médecin puisse, à raison des petites doses employées par l'homœopathie, faire usage d'une pharmacie portative; car il est des cas où l'instantanéité et la rapidité de la maladie, comme dans l'apoplexie ou le croup, exigeant un secours immédiat, rendent tout délai dangereux, et ne permettent pas de passer le temps à préparer le remède avec tous les soins qu'il exige.

Les principales raisons pour lesquelles l'homœopathie ne peut avoir confiance dans les pharmacies ordinaires, non plus que dans les pharmacies homœopathiques, peuvent se résumer ainsi :

1° Ceux qui les dirigent ne possèdent point les connaissances nécessaires pour les préparations homœopathiques, puisque l'école ne les exige pas d'eux à leur réception.

2° Les pharmaciens ordinaires, habitués à des préparations où il entre beaucoup de matière, où il n'est pas besoin d'une exactitude rigoureuse, ne sauraient se convaincre intimement de la précision, de l'attention, des soins minutieux et délicats que demandent nos préparations, ni les faire de la manière convenable; d'autant plus qu'ils regardent la science nouvelle comme une chimère, et ses médicaments comme dépourvus de toute vertu curative.

3° Les propriétés des remèdes homœopathiques pouvant être changées ou détruites par le contact des odeurs fortes, ils ne peuvent se trouver placés dans la même pharmacie que les remèdes ordinaires. Le pharmacien d'ailleurs ne remédierait pas à cet inconvénient en leur destinant un local spécial ; car ses employés maniant ordinairement des substances très odorantes, telles que le musc ou le camphre, devraient y entrer avec des vêtements imprégnés d'odeurs, à moins qu'ils ne changeassent de linge chaque fois, et qu'ils ne prissent soin de se nettoyer, ce qui serait tout-à-fait impraticable.

4° Puisque l'homœopathie n'emploie que des remèdes faciles à préparer et d'aucune valeur intrinsèque sur lesquels il n'y a point à bénéficier ; qu'ainsi elle rend inutiles les pharmaciens, qui deviennent dès lors intéressés par état à sa ruine, il est clair qu'elle ne peut ni ne doit leur confier la préparation de ces médicaments.

Pour ce qui regarde spécialement les pharmaciens improprement nommés homœopathiques, je ferai remarquer qu'ils ne préparent pas les médicaments eux-mêmes, qu'ils les font venir de différentes pharmacies d'Allemagne qui leur sont tout-à-fait inconnues, et que n'ayant point la certitude de leur bonne préparation, ils ne peuvent consciencieusement les livrer au public ; qu'en outre, ils n'ont pas tous les médicaments dont on a besoin ; qu'ils ne possèdent que ceux dont les propriétés sont déjà connues depuis dix ans.

Quant à leur instruction, ils sont absolument dans la catégorie des autres pharmaciens ; ils n'ont fait aucune étude spéciale, subi aucun examen sur les connaissances nécessaires pour les préparations qu'ils s'arrogent le droit de faire, et ne présentent par conséquent aucune garantie ni au malade ni au médecin. D'ailleurs puisqu'il existe un Codex où se trouvent prescrits tous les remèdes que les pharmaciens doivent tenir, ainsi que leur mode de préparation, et qu'ils ne peuvent sans délit s'écarter des règles de ce Codex, dans lequel ne se trouvent point les médicaments de la nouvelle école, les pharmaciens en France n'ont pas plus le droit que les médecins d'avoir une provision de préparations homœopathiques. Dès lors, le médecin homœopathe ne saurait recourir à leur ministère; car ces préparations exigeant un intervalle de plusieurs jours, le malade pourrait n'en avoir plus besoin lorsqu'elles seraient finies. Je pourrais encore démontrer ici que la loi ne saurait établir rationnellement de véritables pharmacies homœopathiques; cela résulte de la nature de ces médicaments, parce que toutes les dilutions échappent aux réactifs de la chimie; de l'impossibilité où serait le gouvernement d'exercer aucune surveillance, et de l'absence de garantie pour le public et pour le médecin.

Par les différents motifs qui ressortent de tout ce que nous avons dit, je conclurai, messieurs, qu'il y a nécessité absolue et incontestable de laisser au médecin homœopathe la libre préparation de ses médicaments, c'est-à-dire le libre exercice de son art.

Quel peut être d'ailleurs, messieurs, le motif pour lequel nous réclamons ce droit avec tant d'instance, si ce n'est celui d'avoir l'entière certitude de la bonté et de l'efficacité de nos remèdes? On ne nous accusera pas certes d'avoir à cet égard des vues d'intérêt, puisque nous refusons de profiter d'un bénéfice assuré et assez considérable, je veux dire la moitié des recettes que chaque médecin reçoit ordinairement des pharmaciens sur ses ordonnances.

Il ne s'agit pas seulement ici, messieurs, de l'avenir de l'homœopathie, dont on ne peut contester l'extrême importance, et du sort des hommes honorables qui l'exercent, mais encore de l'intérêt public, et surtout de l'intérêt des classes malheureuses de la société; car les médicaments homœopathiques n'ayant aucune valeur pécuniaire, les médecins de la nouvelle école les distribuent *gratuitement*, et par là délivrent le peuple d'un impôt que les maladies rendent très lourd, et qui fait que souvent le pauvre meurt sans le secours de la médecine.

Si la demande que je fais au nom de tous les médecins homœopathes était repoussée, la nécessité où se trouverait alors le public d'acheter à grand prix ce qui peut lui être fourni sans frais, prouverait que les malades sont faits pour les pharmaciens, et non les pharmaciens pour les malades.

En m'appuyant sur l'ensemble des raisons qui précèdent, je crois être en droit de demander que la Chambre modifie la loi du

21 germinal an XI sur la pharmacie; que par le vote d'un article additionnel elle affranchisse l'homœopathie des dispositions de cette loi, et écarte tout obstacle à son libre exercice. En second lieu, la confiance dont jouit l'homœopathie auprès d'une grande partie du public, confiance que nous voyons s'accroître chaque jour, entraîne la nécessité et fait au pouvoir législatif un devoir impérieux :

1° D'établir dans chaque faculté de médecine une chaire où l'homœopathie puisse être librement et régulièrement enseignée;

2° D'accorder un hôpital spécialement destiné à l'enseignement pratique, où les traitements seraient dirigés exclusivement par les hommes notables que compte la nouvelle doctrine;

3° D'adjoindre une de ces notabilités à chaque commission nommée pour les différents examens des jeunes élèves et pour leur admission au doctorat. Par l'adoption de ces mesures, aussi nécessaires que sages, messieurs, vous donnerez à l'homœopathie les moyens de constater sa valeur d'une manière irrécusable, et vous mettrez les jeunes médecins à même d'étudier et de connaître une doctrine médicale qu'ils ne peuvent, sans honte, ignorer plus long-temps. L'attention du public et du monde médical est en ce moment fixée sur la chambre élective; nous n'en doutons pas, messieurs, fidèles à votre noble mission, vous entrerez avec impartialité dans la voie qui vous est tracée par les progrès de la science et par les besoins du temps.

Mais ce que nous réclamons avant tout comme la nécessité la plus pressante, ce que votre justice et l'intérêt du public ne nous permettent pas de différer plus long-temps, c'est, messieurs, je le répète, la modification de la loi du 21 germinal an XI, qui régit la pharmacie, et qui n'est plus en harmonie avec les progrès et les faits nouveaux de l'art de guérir. Pourquoi, messieurs, lorsque la religion, la politique, les sciences, les arts, toutes les opinions jouissent d'une pleine liberté, pourquoi l'art sans contredit le plus utile, celui qui conserve la santé et la vie aux hommes, se trouverait-il privé du même moyen de développement? Cette liberté entière, nous vous la demandons vivement, messieurs, non dans des vues personnelles, mais dans l'intérêt du public; nous qui sommes convaincus de l'éminence et de l'utilité de la doctrine homœopathique, qui connaissons sa puissance, qui voyons chaque jour ses bienfaits, nous tous qui avons passé nos veilles à découvrir les véritables règles de notre art et qui avons à cœur le bien de l'humanité. Ce ne sera pas en France, pays si vanté et si justement célèbre par son amour pour les lumières et la liberté, que la nouvelle doctrine trouvera d'invincibles entraves, lorsque déjà elle a gagné sa cause dans toutes les autres parties de l'Europe. La France rougirait d'être la moins libérale et la plus arriérée des nations. C'est vous, messieurs, qui allez devenir son interprète : nous nous reposons avec confiance dans votre patriotisme et votre sagesse, convaincus que vous ne voudrez pas ravir à vos concitoyens un puissant moyen de salut.

FIN.

www.ingramcontent.com/pod-product-compliance
Ingram Content Group UK Ltd.
Pitfield, Milton Keynes, MK11 3LW, UK
UKHW022049170726
13837UKWH00002B/855

9 782329 170282